Conviner la couverture

CONSIDÉRATIONS

SUR LA

FIÈVRE INTERMITTENTE

ET SUR

L'EMPLOI DE LA QUININE

ET DE LA

QUINOÏDINE

PAR

M. LE Dr V. LE MOINE
(DE GRANVILLE, MANCHE)

Prix : 1 franc

PARIS
ASSELIN ET Cie LIBRAIRES-ÉDITEUR
PLACE DE L'ÉCOLE-DE-MÉDECINE
1879

CONSIDÉRATIONS

SUR LA

FIÈVRE INTERMITTENTE

ET SUR

L'EMPLOI DE LA QUININE

ET DE

LA QUINOÏDINE

Les cinq années pendant lesquelles j'ai exercé la médecine à Pontorson (Manche), petite ville entourée de marais qui sont le théâtre de fièvres souvent peu graves, mais généralement tenaces, j'ai donné mes soins annuellement à près de cent cinquante fébricitants et, comme dans tous les autres pays à fièvre périodique, j'ai employé avec succès le sulfate de quinine.

Malheureusement, par son prix élevé, le sulfate de quinine est difficilement accessible à la plupart des malades. Aussi je considérai comme très-intéressante et acceptai la proposition que me fit l'année dernière M. Duriez, pharmacien de Paris, d'expérimenter la quinoïdine, dérivé du quinquina, qu'il me dit pouvoir livrer à la médecine à un prix beaucoup moins élevé que celui de la quinine.

Les observations que j'ai recueillies et dans le détail desquelles je vais entrer m'autorisent à dire dès maintenant :

1° Que la quinoïdine possède des propriétés éminemment fébrifuges.

2° Que la quinoïdine peut remplacer la quinine toutes les fois que le médecin se trouve en présence d'un malade pris d'accès de peu d'intensité et apparaissant sous le type quotidien.

3° Que dans les cas ordinaires, l'accès étant une fois coupé par une dose de quinine, le traitement sera continué avec avantage avec la quinoïdine, en ce sens que cette dernière prévient mieux les récidives.

4° Que l'usage de la quinoïdine n'occasionne ni céphalalgies, ni troubles des fonctions digestives.

5° Que les malades cachectiques qui font usage de la quinoïdine *voient leur appétit revenir bien plus promptement qu'avec toute autre médication.*

6° Que la quinoïdine joint à ses propriétés fébrifuges celles d'un tonique énergique.

7° Que la modicité du prix de la quinoïdine est pour les médecins une garantie que leurs malades continueront leur traitement jusqu'à guérison complète ; alors que, dans beaucoup de cas, les malades traités par le sulfate de quinine reculant devant la dépense renoncent, leurs accès de fièvre une fois coupés par une dose de sulfate de quinine, à prendre les doses qu'un traitement rationnel indique de prendre ensuite pour éviter les récidives.

8° Que la quinoïdine est appelée à rendre de très-grands services aux médecins exerçant dans les localités où la fièvre est à l'état endémique, et dont les habitants n'ont pas les ressources voulues pour se procurer le sulfate de quinine.

La forme de dragées contenant chacune 10 centigrammes de quinoïdine, adoptée par M. Duriez pour présenter son produit, nous paraît avoir été heureusement choisie, en ce sens que les dragées évitent toute saveur désagréable aux malades et permettent une administration régulière du médicament.

9° Que la quinoïdine se recommande tout spécialement à l'attention des médecins de la marine, pour le traitement curatif des fièvres contractées dans les colonies de Cochinchine, la Réunion, Maurice, Madagascar, Sénégal, Guyane, etc.

OBSERVATIONS.

PREMIÈRE OBSERVATION.

Le mardi 16 juillet 1878, je fus appelé dans la petite commune de Boucey pour une jeune fille, Mlle B..., âgée de 12 ans, et malade depuis le dimanche, 14 du même mois.

Cette jeune fille, après avoir passé les journées du dimanche et du lundi dans les marais, rentra le soir très-souffrante, particulièrement le lundi. Elle eut un frisson d'une demi-heure, et pendant tout le reste de la nuit elle se plaignit de la soif et ne put dormir que vers quatre heures du matin, alors qu'elle commençait à avoir des sueurs assez abondantes.

Le lendemain, mardi, entre cinq et six heures du soir : nouveau frisson d'une heure, bâillements, vomissements; c'est alors que je fus appelé.

Je prescrivis dix dragées de quinoïdine Duriez, recommandant aux parents de la malade de les lui donner de la façon suivante :

1° Six dragées le lendemain matin, aussitôt après la fin de l'accès; une à la fois, de quart d'heure en quart d'heure, et avec un peu d'eau vineuse.

2° Une des quatre autres dragées, les quatre matins suivants.

Alimentation légère et *défense de boire du cidre.*

Dès le lendemain, l'accès fit défaut et, depuis, la guérison s'est faite complétement et sans récidive.

DEUXIÈME OBSERVATION

Le 20 juillet, le nommé Lebail, ouvrier terrassier, vient avec son jeune enfant, âgé de 33 mois, atteint depuis longtemps de fièvre paludéenne, contractée dans le département du Morbihan, traitée à différentes reprises par la quinine, et récidivant toujours une semaine environ après l'administration de ce médicament.

Cet enfant, d'un tempérament lymphatique, est dans un état déplorable; les muqueuses sont complétement décolorées, la figure est bouffie, et tout le corps présente cette teinte particulière aux personnes cachectiques. L'anorexie est complète, les selles régulières, la miction se fait à de longs intervalles; le ventre est volumineux, et la rate est augmentée à un tel point que par la palpation et par la percussion j'estime que cet organe a $0^m,10$ de long sur $0^m,10$ de large,

Les parents, qui parlent difficilement le français, m'expliquent que leur enfant, à chaque récidive qu'il a eue, a toujours été pris d'accès deux jours de suite, puis a eu un jour de repos, etc. J'avais donc à traiter une fièvre intermittente assez grave, et mon intention était d'avoir recours au sulfate de quinine, d'autant plus que l'enfant avait eu au moment de chaque attaque des accès convulsifs épileptiformes, lorsque le père, attribuant le ballonnement du ventre de son jeune enfant à la quinine, me pria de ne pas lui en redonner.

Je pensai bien à ne pas tenir compte de cette recommandation, mais j'avais alors de la quinoïdine et je résolus de m'en servir, n'espérant cependant pas en obtenir un résultat complet.

Comme le lendemain était le jour de rémission, je priai de donner, le 21 juillet, cinq dragées de quinoïdine; deux dragées les jours suivants et une tous les matins pendant dix jours; je prescrivis en outre un sirop ferrugineux au tartrate de fer et de potasse (tout en recommandant de ne pas donner de cidre au jeune malade); eau vineuse, jus de viande.

Un mois après environ, le 16 août, le père vint me donner des nouvelles et m'annoncer que son enfant avait eu trois bonnes semaines, que la fièvre, pendant ce temps, n'avait pas reparu, que les forces avec l'appétit étaient revenues assez promptement, mais que depuis une huitaine l'enfant pâlissait tous les jours à la même heure et devenait brûlant après ce stade de froid. J'engageai le sieur Lebail à m'amener le jeune malade que je trouvai assez bien, quoique repris d'accès, et auquel je prescrivis la même médication que celle conseillée le mois précédent.

J'ai su depuis que la guérison s'était faite sans nouvelle rechute.

TROISIÈME OBSERVATION.

Le nommé D..., âgé de 13 ans, habite près du marais et est atteint de fièvre palustre quotidienne depuis cinq jours. Ce jeune homme est d'une force moyenne; il a perdu complétement l'appétit, et je constate de l'herpès labial. La langue est saburrale; rien de particulier du côté de la rate.

Je prescris un vomitif pour le lendemain, aussitôt après la fin de l'accès, et huit dragées de quinoïdine après l'effet de l'émétique; de plus, j'en fais prendre quatre par jour, pendant cinq jours. Guérison complète sans récidive.

QUATRIÈME OBSERVATION.

G..., ouvrier sur la ligne, âgé de 40 ans, vint me consulter pour fièvre qu'il a depuis deux septénaires. En l'interrogeant j'apprends que cet ouvrier, qui habite le bord du marais, a déjà eu la même maladie voilà dix ans; mais qu'aujourd'hui il a un accès deux jours de suite, et rémission le troisième.

Quant à la violence des accès, il me dit que celui du second jour est bien plus intense que celui du premier : le malade a froid pendant deux heures, avec crampes dans les jambes, vomissements et, après le stade froid, il se trouve abattu pendant près de vingt-quatre heures.

La rate est engorgée ; l'appétit est presque nul. Cet homme est très-affaibli ; les muqueuses sont blanches, en un mot l'anémie est profonde. Il me dit avoir déjà pris à deux fois de la quinine et qu'après chaque ingestion les accès n'ont disparu que pendant peu de jours.

Prescription : 10 dragées de quinoïdine le jour que l'accès doit faire défaut et 5 dragées pendant six jours.

Un mois après le malade était complétement guéri.

CINQUIÈME OBSERVATION.

Le nommé V... (François), domestique, domicilié à Ardevon, est âgé de 43 ans ; il est atteint de fièvre quotidienne depuis quinze jours. Je me rappelle avoir traité cet homme à peu près tous les ans pour la même affection et à cette époque-ci (mois d'août).

Maintenant cet ouvrier est affaibli : son appétit a presque entièrement disparu et une diarrhée, qu'il a depuis le commencement de sa maladie, ne peut qu'augmenter sa faiblesse.

La rate est à peu près normale ; le ventre est ballonné et les urines sont rares ; la langue est bonne.

J'ordonne la prise de 10 dragées de quinoïdine pour le lendemain et la continuation de ce médicament pendant huit jours, à la dose de 4 dragées. J'ajoute du vin de quinquina et du fer réduit par l'hydrogène (0 gr. 10 par jour) en deux prises.

Le nommé V... n'a eu aucune rechute ; son appétit augmente promptement et un mois après la guérison s'était faite sans aucune entrave.

SIXIÈME OBSERVATION.

La femme V..., âgée de 40 ans, est de très-faible constitution et a, comme son mari, la fièvre intermittente quotidienne depuis deux mois.

Cette malade a déjà essayé d'enrayer les accès à l'aide du sulfate de quinine, mais soit mauvaise administration de ce médicament, ou bien encore trop faible quantité employée, les accès n'ont pas manqué de continuer avec la même régularité; la malade a néanmoins remarqué que leur intensité a diminué et que l'accès avance d'une demi-heure par jour; de plus, la femme V... est tourmentée par une toux sèche continuelle qui l'empêche de prendre du repos.

L'examen de la poitrine et des organes abdominaux n'offre rien d'anormal.

Comme médication j'ordonne la quinoïdine : 10 dragées pour le lendemain et 3 par jour pendant une semaine.

Au bout de quinze jours j'eus des nouvelles de cette personne qui était en très-bonne voie de guérison. Depuis j'ai su qu'elle n'avait pas eu de récidive.

SEPTIÈME OBSERVATION.

Le sieur P..., demeurant à Pontorson, est âgé de 18 ans, et, depuis un mois qu'il est domestique dans une ferme, il est atteint de fièvre tierce.

Comme presque tous les fébricitants des campagnes, au lieu de consulter un médecin, il est allé dans une pharmacie y acheter du sulfate de quinine, substance qu'il a ingérée d'une façon très-irrégulière et sans savoir à quel moment il était opportun de le faire. Comme effet, l'accès manqua deux ou trois jours pour reparaître comme auparavant.

Ce malade, ainsi que le sujet de la sixième observation, tousse beaucoup, mais sans expectorer; il est anémié; son visage est bouffi, et cependant entre les deux accès l'appétit est excellent.

Au commencement du stade de froid les vomissements durent près d'une heure pour ne cesser qu'au moment où le malade se plaint d'avoir très-chaud.

Je prescris 30 dragées de quinoïdine à prendre de la façon suivante : 10 le premier jour et 2 tous les autres jours jusqu'à la fin.

Je conseille en même temps l'usage du vin de quinquina, à

la dose d'un verre à liqueur, une heure avant chaque repas.

Il n'y a pas eu de rechute et la guérison ne s'est pas fait attendre longtemps.

HUITIÈME OBSERVATION.

R... (J.), âgé de 28 ans, et demeurant sur le bord du marais de Sougeal (Ille-et-Vilaine), vient me consulter le 20 août pour fièvre intermittente (type tierce) dont il est atteint depuis dix jours.

Le frisson dure deux heures environ et est d'une grande intensité ; les stades de chaleur et de sueur durent à eux deux près de vingt heures, de sorte que le malade a des accès de vingt-quatre heures pendant lesquels l'alimentation se borne uniquement à quelques tasses de bouillon.

Ce jeune homme très-vigoureux a maigri, mais à cause du peu de temps depuis lequel il est atteint, sa constitution a encore peu souffert. Lui aussi prend 0 gr. 20 de sulfate de quinine tous les jours ; il n'est donc pas surprenant que les accès n'aient point disparu par suite d'un traitement si anodin.

La rate n'est pas augmentée de volume, mais le sieur R... dit éprouver une douleur dans le flanc gauche pendant les accès.

Prescription : 10 dragées de quinoïdine Duriez pour le lendemain et 5 pendant six jours.

Avant mon départ de Pontorson pour Granville, je revis ce jeune homme qui me dit n'avoir pas été repris de la fièvre.

NEUVIÈME OBSERVATION.

Le même jour, un nommé P..., domicilié à Roz-sur-Couesnon (Ille et-Vilaine), vint me trouver pour une fièvre palustre paraissant tous les jours depuis dix-huit mois environ.

Cet homme, seul soutien d'une nombreuse famille, est dans un état de santé déplorable ; les chairs sont complétement décolorées et, obligé de se nourrir fort mal, il est devenu profondément anémique.

Tous les aliments lui causent du dégoût et il les vomit peu de temps après les avoir ingérés. Il y a quelques jours, il se fit enlever une molaire et vingt-quatre heures après l'hémorrhagie consécutive à l'ablation durait encore.

En l'examinant je découvre plusieurs petites taches de purpura sur les jambes et sur les bras. L'insomnie est continuelle et le malade accuse des bourdonnements d'oreilles et des battements de cœur très-accélérés dès qu'il fait le moindre exercice.

Au début de la maladie, les accès, qui étaient très-accentués et complets, apparaissaient comme dans le type tierce; maintenant ils semblent prendre le type quotidien, seulement le début de l'accès est à peine marqué; le frisson qui était de longue durée est remplacé par quelques bâillements et par un peu de céphalalgie.

L'accès commence vers cinq heures du soir et le lendemain matin, après avoir passé une nuit agitée, le malade se trouve mieux. Les sueurs sont abondantes; une diarrhée remontant à deux mois épuise le malade qui est réellement en danger.

Cette fièvre larvée que j'ai observée tant de fois est très-fréquente dans les pays marécageux qui bordent toute la baie du Mont-Saint-Michel.

Avant l'emploi de la quinoïdine je me servais, avec succès, de la poudre de quinquina jaune en électuaire donné à haute dose (6 à 8 grammes par jour).

Chez le sujet de cette observation, je prescrivis une médication énergique. Je fis donner dès le lendemain un lavement avec 0 gr. 80 de sulfate de quinine et les deux jours suivants un lavement avec 0 gr. 50.

A partir du quatrième jour de traitement le malade prit 5 dragées de quinoïdine par jour pendant une semaine.

J'ajoutai au traitement un sirop de perchlorure de fer à la dose d'une ou de deux cuillerées à bouche par jour (le malade l'a très-bien supporté); inutile de dire qu'une alimentation abondante et choisie fut conseillée.

Au bout de huit jours, l'appétit était excellent et les forces augmentèrent d'une façon très-notable; et avec elles, la coloration des tissus et la disparition complète de la fièvre.

Les neuf observations qui précèdent sont les seuls cas de fièvre paludéenne proprement dite dans lesquels j'ai employé la quinoïdine purifiée de Duriez. Au mois d'octobre, je vins habiter Granville, et je pensais alors ne pas pouvoir trouver des occasions pour continuer mes recherches, lorsque, dans le courant des mois de novembre et décembre, 7 malades de communes différentes, et habitant loin des marais, vinrent me consulter ou me firent appeler pour fièvre intermittente.

Je ne les trouve pas assez intéressantes pour reproduire *in extenso* les observations de ces 7 malades qui, bien qu'ayant des fièvres périodiques, ne se trouvaient pas dans le cas des autres individus qui habitaient tous des endroits bas, malsains et visités continuellement par la fièvre paludéenne sous la forme endémique.

Bien que la fièvre intermittente, à l'état sporadique soit loin de présenter les mêmes dangers et la même ténacité qu'elle offre dans la forme endémique, il n'en est pas moins vrai cependant que la maladie est la même et qu'elle nécessite la même médication, quoique plus faible.

Chez ces sept fébricitants, je commençai par l'administration d'une dose de sulfate de quinine, variant avec l'âge de l'individu et la forme des accès. Une seule personne avait la fièvre tierce; les six autres la fièvre quotidienne.

Dès le lendemain du jour de la médication, je prescrivis de la quinoïdine et aucune de ces personnes n'a revu la fièvre.

D'après ces observations, il est facile de conclure à l'action fébrifuge et antipériodique de la quinoïdine; mais avant d'entrer dans les détails du traitement qui doit être institué pour chaque cas de fièvre paludéenne, je parlerai des remarques que j'ai faites relativement à l'étiologie des fièvres et aux moyens prophylactiques qui doivent être employés en même temps que le traitement curatif.

1° A quelle époque de l'année les fièvres intermittentes sont-elles le plus communes et quel est le type propre à chaque saison ?

L'automne et le printemps sont les époques où les accès ont leur fréquence maxima ; dans l'automne les types tierce et quarte dominent; au printemps, au contraire, les fièvres quotidiennes sont celles qu'on observe le plus.

Sur les 352 cas de fièvre que j'ai observés, les 9 cas de fièvre quarte se sont présentés dans les mois de septembre, octobre et novembre.

Pour plus de clarté, voici dans le tableau suivant la division des types observés :

Années.	Nombre de cas.	Type quotidien.	Type tierce.	Type quarte.
1873	39	30	7	2
1874	72	54	15	3
1875	84	56	27	1
1876	57	44	12	1
1877	65	43	22	0
1878	35	26	7	2
Totaux :	352	253	90	9

Lancisi et Werlhof prouvent que les miasmes ont leur plus grande activité après le coucher du soleil, alors que la terre cessant d'être échauffée rayonne à son tour vers l'infini.

Il est presque impossible, ou au moins très-difficile, de savoir, dans tous les cas, si le fébricitant, avant d'avoir son premier accès, est sorti pendant la nuit; cependant, sur les 352 cas que j'ai suivis, j'ai pu apprendre que 227 de ces individus avaient contracté la fièvre intermittente entre 8 h. du soir et 4 h. du matin.

Dans les campagnes, les domestiques qui sont chargés du soin des bestiaux pendant la nuit et qui couchent le plus souvent dans les champs, sont ceux qui sont le plus souvent atteints : il en est de même des employés des douanes, des individus qui font la pêche au marais après le coucher du soleil et des ouvriers qui rentrant tard de leur travail le reprennent avant le jour.

Je pourrais citer comme exemple une famille qui, en 1861, habitait dans les marais de Dol de Bretagne. A cette époque, nous occupions une maison entourée de fossés assez profonds et desséchant pendant l'été. Mon père, qui par sa profession était obligé de s'absenter souvent la nuit, contracta la fièvre intermittente peu de temps après son arrivée dans ce pays. Pendant les vacances de Pâques de la même année je vins voir ma famille et je voulus aller à la pêche pendant la nuit avec quelques condisciples qui, tous comme moi, furent pris de la fièvre tierce, quinze jours environ après la fin de ce congé. Ma mère, au contraire, ne sortait jamais le soir et pendant les trois années de notre séjour dans ce pays elle n'eut pas un seul accès. Je dois ajouter que dans cette année (1861), sur les 1,800 habitants de la commune, il y eut au moins 1,200 fébricitants, tant indigènes que non acclimatés.

Dans ces marais, un mauvais préjugé règne chez les habitants qui attribuent au cidre une propriété fébrifuge, qu'il est loin d'avoir, puisqu'au contraire, comme je vais le prouver plus loin, ce breuvage prédispose aux rechutes.

Pendant les années de 1873 et 1874 la plupart de mes malades continuèrent l'usage du cidre, après avoir arrêté les accès à l'aide du sulfate de quinine et du quinquina. Quelques-uns d'entre eux qui eurent des rechutes (le nombre de ces derniers dépassa la moitié), fatigués d'être repris sans cesse par la fièvre intermittente et voyant que la quinine ne les guérissait que momentanément, me demandèrent si le cidre ne pourrait pas être une cause de ces rechutes. J'appris que pour la fabrication de ce liquide on employait de préférence l'eau des puits, l'eau des fossés, desquels se dégagent toutes ces émanations qui, sans aucun doute, sont une des principales sources de la fièvre palustre ; c'est alors que je voulus faire quelques observations à ce sujet, et pendant les années 1875, 1876, 1877 et 1878, je pus suivre, pendant toute la durée de leur maladie, 241 fiévreux, et depuis cette époque, j'ai acquis la certitude que le cidre joue un rôle très-important dans la réapparition des accès.

Ainsi en 1875, sur 84 malades, 23 eurent des rechutes et 62 furent guéris ; sur les 23 qui récidivèrent, 17 avaient continué à boire du cidre, tandis que sur les 61 individus guéris, 6 seulement en firent usage, mais d'une façon très-modérée. Dans les années suivantes, les résultats de mes recherches furent les mêmes et je puis le dire concluants, comme il est facile de le voir dans le tableau ci-dessous :

		RÉCIDIVANTS.		GUÉRIS.	
Années.	Nombre de cas observés.	Ayant cessé l'usage du cidre.	Ayant continué l'usage du cidre.	Ayant cessé l'usage du cidre.	Ayant continué l'usage du cidre.
1875	84	6	17	55	6
1876	57	2	19	29	7
1877	65	2	13	47	3
1878	35	0	11	22	2
Totaux :	241	10	60	153	18
		70		171	

Ainsi sur 241 malades il y a eu 70 rechutes, et sur ces 70, 60 avaient continué à boire du cidre abondamment pendant les stades de chaleur de leur accès.

Sur 171 guéris, 153 avaient cessé d'en boire; ils l'avaient remplacé, d'après mon conseil, par de l'eau vineuse, en ayant soin de ne puiser leur eau qu'au puits.

Le tempérament ne semble jouer qu'un rôle tout à fait secondaire comme cause prédisposante. Je n'ai fait aucune statistique pour cette partie de l'étiologie des fièvres intermittentes, et j'ai remarqué que les individus les plus robustes étaient aussi bien atteints que les sujets les plus chétifs. Il n'en est pas de même pour le sexe : sur les 352 cas que j'ai traités, il y a eu 203 hommes pour 149 femmes. Si le nombre d'hommes atteints l'emporte sur celui des femmes, ne faut-il pas attribuer cette différence à la vie active du sexe masculin, vie active qui nécessite les travaux de la nuit? Quant à l'âge, il n'y a pas de règle, car les plus jeunes enfants comme les vieillards deviennent fébricitants; il est bon de remarquer cependant que chez les enfants au-dessous de 12 ans le type quotidien est la forme générale des accès ; chez l'homme âgé, au contraire, les types tierce et quarte et la fièvre larvée sont plus fréquents. La cachexie paludéenne et les affections de la rate frappent de préférence les sujets qui ont atteint 30 ou 40 ans.

Tous les sujets, sans exception, dès le début de la maladie, perdent leurs forces, s'amaigrissent et prennent cette coloration particulière qui permet presque toujours de diagnostiquer la fièvre paludéenne dès l'arrivée du malade. L'appétit est quelquefois conservé dans les jours d'apyrexie ; plus souvent il est amoindri et presque toujours aboli ; les digestions deviennent de plus en plus difficiles ; il y a des alternatives de constipation et de diarrhée, quelquefois une diarrhée persistant pendant toute la durée de l'affection. L'appétit est perverti ; il n'est pas rare en effet qu'un fiévreux ait le plus vif désir de prendre des aliments ou des boissons qu'il ne pouvait supporter en état de santé et les goûts les plus bizarres se manifestent.

DIAGNOSTIC.

Dans les marais qui forment le contour de la baie du Mont-Saint-Michel il arrive très-souvent que la fièvre ne se montre pas franchement. J'ai remarqué, en effet, que les débuts consistaient quelquefois en une sorte de fièvre inflammatoire, presque continue, sans période de rémission bien complète et durant environ une semaine avant que la périodicité fût établie d'une façon non douteuse. Dans ces cas, le diagnostic est un peu difficile à poser, mais au bout de quelques jours les accès apparaissent à intervalles réguliers et avec un type facile à reconnaître. D'autres fois, la périodicité apparaît franchement dès le début de la maladie ; alors il n'y a pas de difficultés.

Dans les cas de fièvre larvée chez les jeunes sujets et chez les vieillards, il semblerait assez embarrassant de distinguer de prime abord le genre d'affection en présence duquel on se trouve ; mais cette forme est presque toujours secondaire, un examen un peu sérieux et les commémoratifs mettront fin à la difficulté.

PRONOSTIC.

En général, le pronostic des fièvres paludéennes est peu grave ; il est rare, en effet, que dans nos pays on ait à traiter des accès pernicieux. Bien qu'il y ait parmi les fiévreux des sujets atteints d'affections de la rate et du foie, le nombre de ces derniers est tellement peu élevé que dans la plus grande majorité des cas, si le malade se met dans de bonnes conditions d'hygiène et s'il veut se soumettre à un traitement régulier et prolongé, il est rare que la fièvre intermittente (contractée dans nos pays) se termine par la mort. Sur mes 352 malades je n'ai eu aucun décès ; il ne faut pas en conclure pour cela que la fièvre intermittente ne soit jamais mortelle.

Durée. — Il n'arrive presque jamais qu'un malade ait un seul accès de fièvre ; il arrive le plus souvent que les accès apparaissent deux ou trois fois avant que le malade sache qu'il est atteint de fièvre palustre. S'il n'y a aucun traitement d'institué, la fièvre peut durer de une semaine à deux ans, en offrant des alternatives de santé presque complète et d'accès variant de forme et de durée. Au moyen du quinquina et de ses dérivés, cette durée peut être beaucoup diminuée et, si le remède est pris dès le commencement avec précaution, les accès finissent par disparaître au bout d'un temps plus ou moins long et allant d'une semaine à un mois environ.

Mes essais avec la quinoïdine purifiée de Duriez prouveraient assez que ce médicament aurait pour effet d'abréger davantage cette durée; il est toujours possible, dès que la fièvre intermittente est reconnue, d'arrêter les accès à l'aide de la quinine et d'en prévenir les récidives par la quinoïdine.

J'ai observé, comme beaucoup de mes confrères, que la durée de chaque accès est en raison inverse de son intensité ;

ainsi, dans les cas de fièvre larvée, les accès peuvent se reproduire pendant un an, deux ans et même pendant trois ans; de plus, la durée est d'autant plus grande que le type de la fièvre est plus compliqué, c'est-à-dire que la forme quotidienne sera moins tenace que la forme tierce, la forme tierce moins que la quarte, etc.

Voici la moyenne de la durée approximative pour les 352 cas sur lesquels se basent toutes mes observations :

Type quotidien. .	un mois.
— tierce. . . .	cinquante jours.
— quarte . . .	quatre mois.
Forme larvée. . .	sept mois.

Dans ces limites de temps il faut tenir compte des rechutes et des irrégularités survenues dans le cours du traitement.

TRAITEMENT.

Dans le traitement de la fièvre intermittente simple le praticien a deux buts à atteindre :

1° Arrêter les accès.

2° Prévenir les rechutes.

1° A moins de contre-indication spéciale, le sulfate et le valérianate de quinine sont les préparations fébrifuges qui doivent être préférées. Lorsqu'on aura un malade atteint d'embarras gastrique et présentant quelques complications bilieuses, il est très-utile de donner un émétique avant l'emploi des sels de quinine; il faudra auparavant s'assurer que le sujet n'a ni hernie ni prolapsus utérin; dans ces cas, il est préférable de s'abstenir de vomitif, dans la crainte d'aggraver ces affections; on aura soin alors de faire prendre le fébrifuge sous la forme la plus facile à absorber.

Comme dans ces remarques je ne m'occupe que de la fièvre paludéenne simple, je ne parlerai pas des moyens conseillés pour le traitement des accès pernicieux, qui réclament toujours une médication énergique, même pendant l'accès, tandis que dans la fièvre simple on peut toujours attendre la fin d'un accès pour commencer le traitement.

Dès que l'effet de l'émétique cessera de se produire et, autant que possible, de douze à vingt heures avant l'accès prévu, il faut donner le sulfate ou le valérianate de quinine.

On ordonne fréquemment le premier de ces sels sous la forme de pilules, quelquefois argentées dans le but de masquer l'amertume de ce corps pendant la déglutition ; je ne pense pas que ce mode d'administration soit bon, car à plusieurs reprises, étonné de voir les accès se reproduire chez des individus qui en avaient fait usage, je fis conserver les garde-robes où je retrouvai des pilules intactes; de plus, cette forme ainsi que la suivante donnent très-souvent des crampes d'estomac, complication qu'il est important d'éviter et de prévenir surtout chez les sujets qui sont affaiblis depuis longtemps ou qui ont perdu l'appétit.

Le sulfate de quinine en poudre est plus actif qu'en pilules ; en ayant la précaution de le prescrire enveloppé de pain azyme, il est rare que son effet ne soit pas assuré, mais, lui aussi, accasionne fréquemment des crampes d'estomac et il est préférable de donner la quinine à l'état de bisulfate en solution ou en sirop.

Généralement les enfants et les personnes difficiles à soigner prennent sans trop de répugnance le sirop formulé de la façon suivante, en tenant compte de l'âge, de la constitution et du type des accès.

Pour les enfants au-dessous de six ans je prescris :

Sulfate de quinine. . .	0 gr. 40
Acide sulfurique. . . .	Q. S.
Sirop simple.	20 grammes.

En prendre la moitié la première fois par cuillerées à café de quart d'heure en quart d'heure, en ayant soin de donner de l'eau vineuse après chaque cuillerée à café ; la seconde moitié en deux fois les deux jours suivants à la même heure, si la fièvre est quotidienne, ou bien les deux jours d'apyrexie si la fièvre est tierce, ou les deux jours d'apyrexie qui précéderont les deux accès prévus si on a affaire à une fièvre quarte.

Il arrive rarement que les enfants supportent péniblement le sulfate de quinine ; la diarrhée est le phénomène qui survient le plus souvent et à moins d'avoir un malade profondément débilité toute intervention est à peu près inutile ; si la diarrhée tendait à devenir opiniâtre, quelques grammes de sous-nitrate de bismuth auraient promptement raison de cet accident.

Chez les sujets de 6 à 12 ans, la dose de sulfate de quinine, qui doit être prescrite, varie entre 0 gr. 30 et 0 gr. 50 pour la première fois, et autant à prendre à deux reprises comme précédemment.

Voici le sirop que je prescris aux adultes :

Sulfate de quinine. . .	1 gr. 20 ou 1 gr. 50
Acide sulfurique. . .	Q. S.
Sirop simple.	60 gr. ou 75 gr.

La moitié la première fois et une cuillerée à café du reste tous les jours d'apyrexie qui suivront. Il est bien entendu qu'à chaque malade il faut bien recommander de prendre le fébrifuge à heures déterminées par le médecin et qui seront indiquées par le début de l'accès : 60 centigrammes suffiront presque toujours dans les cas de fièvre quotidienne ; si la fièvre est tierce ou quarte il ne faut pas hésiter à élever la dose jusqu'à 0 gr. 75 et 0 gr. 80, pour la première prise.

Il m'est arrivé plusieurs fois d'ordonner le valérianate de quinine. Ce médicament agit comme le sulfate et avec autant d'efficacité. Il donne moins de crampes d'estomac, mais son goût est très-désagréable et difficile à masquer.

Si le malade refuse de prendre la quinine par la bouche ou que des raisons particulières interdisent ce mode d'emploi, on aura recours aux lavements de bisulfate. On recommandera bien de donner d'abord un lavement émollient pour vider le rectum et pour permettre au malade de conserver plus longtemps le lavement médicamenteux. Dans le cas où ce dernier ne pourrait être gardé plus d'un quart d'heure, il est nécessaire de le répéter et presque toujours le second complète l'action du premier.

Ce mode d'administration sera encore très-utile chez les jeunes enfants et chez les personnes chlorotiques qui sont sujettes à la gastralgie, maladie qui devra toujours être une contre-indication. Quant à la dose, elle est à peu près la même :

Pour fièvre quotidienne ;

Lavement	Sulfate de quinine. . .	1 gr. 20
F. s. a.	Acide sulfurique. . . .	Q. S.
	Eau distillée.	150 gr.

La moitié la première fois ; le reste en deux lavements les deux jours d'apyrexie qui suivront.

Pour fièvre tierce ou quarte :

Sulfate de quinine. . .	1 gr. 50
Acide sulfurique. . .	Q. S.
Eau distillée	150 gr.

Même mode d'administration.

Comme je l'ai déjà dit, le sulfate de quinine en pilules ou en nature donne fréquemment des crampes d'estomac et des accidents gastralgiques qui durent de un à quinze jours ; aussi, pour les éviter, je préconise l'emploi du bisulfate, mais encore, en conseillant de boire à chaque prise un *demi-verre d'eau vineuse*. Il est probable que cette quantité d'eau vineuse doit son efficacité à la division plus grande du médicament et à son action sur une plus grande étendue de l'estomac.

Dans certains cas de fièvre paludéenne bénigne, surtout au printemps époque à laquelle les fièvres sont le moins rebelles et le moins tenaces, on pourra employer la quinoïdine purifiée (de Duriez) *avec de très-grandes chances de guérison.*

Dans mes neuf observations et surtout dans ma deuxième la quinoïdine a été couronnée d'un plein succès et cependant il y avait plutôt une indication de sulfate de quinine.

Loin de vouloir déprécier ce médicament qui est le fébrifuge le plus puissant, il n'est pas moins vrai cependant que la quinoïdine Duriez est appelée à rendre d'éminents services.

D'abord, la modicité de son prix, ensuite la facilité qu'ont les malades à l'ingérer et enfin l'absence complète de tout accident consécutif à son emploi.

Aucun de mes malades, qui en ont fait usage, n'a eu de troubles de la digestion ; chez eux, au contraire, l'appétit a reparu avec une grande rapidité; chose importante surtout pour les sujets affaiblis, pour les personnes chlorotiques ou atteintes de dyspepsie depuis longtemps.

1° Quelles sont les doses qu'il convient d'ordonner pour faire cesser les accès ?

Chez les enfants au-dessous de 12 ans, la dose minima devra être de 0 gr. 50 la première fois et 0 gr. 10 pendant cinq jours.

Chez les adultes, l'innocuité du médicament permet au médecin de commencer par 1 gr. en 10 dragées, le premier jour et une dose égale divisée en dix prises pour les dix jours suivants.

Le moment où on les fera prendre au malade sera celui qui est prescrit pour l'administration du sulfate et du valérianate de quinine; c'est-à-dire de 12 à 20 heures avant l'accès prévu.

Mêmes recommandations pour l'alimentation. Si les accès reparaissaient avec autant ou plus d'intensité, il ne faudrait pas manquer de recourir aux sels de quinine dont l'efficacité est prouvée et certaine ; tout médecin en effet devant auprès de ses malades, et dans l'intérêt de leur santé, écarter toute thérapeutique douteuse pour agir *cite, tuto et jucundo.*

2° Comment prévenir les rechutes ?

Avant d'avoir expérimenté la quinoïdine purifiée, la poudre de quinquina jaune et l'extrait de quinquina faisaient les frais du traitement préventif des rechutes.

A une grande partie des malades que j'ai traités dans les régions palustres, qui entourent Pontorson, je prescrivais la poudre de quinquina jaune en nature ou sous forme d'électuaire à la dose de 50 ou 60 gr. : en prendre une cuillerée à café tous les jours dans un peu de vin sucré ou dans des confitures. Par ce moyen, la poudre de quinquina agissait comme fébrifuge et comme tonique et son emploi continué pendant quinze jours et même pendant un mois donnait de bons résultats : Les complications de la fièvre disparaissaient ; l'appétit revenait peu à peu et la santé finissait par devenir complète.

L'extrait de quinquina jouit des mêmes propriétés que la poudre et la forme pilulaire est le mode d'administration le plus convenable.

Quant au vin de quinquina rouge ou blanc, je me contenterai de reconnaître son efficacité parfaitement prouvée depuis longtemps ; cependant, je ferai remarquer que beaucoup de personnes ont l'habitude de le prendre à jeun, et que cet usage ne manque pas d'avoir certains inconvénients : pris dès le matin, le vin de quinquina produit souvent du pyrosis, des nausées, des vomissements glaireux et des bourdonnements d'oreilles pendant plusieurs heures ; jusqu'au repas du midi, les malades se trouvent incommodés et ne sentent pas que leur appétit soit augmenté. J'ai remarqué au contraire que, pris une heure environ avant les repas principaux et à la dose d'un demi-verre à vin de Bordeaux, les malades le supportaient mieux et en retiraient l'avantage demandé.

Une très-bonne préparation, à la fois fébrifuge et tonique, c'est le macéré de quinquina jaune concassé. Les malades peuvent en prendre trois verres à vin, dans le courant de la journée, avant les repas ou bien encore un verre en mangeant avec un peu de vin rouge. Pour chaque litre d'eau mettre cinq grammes d'écorce.

Cette préparation ne peut causer aucun dérangement, son goût amer la rend un peu désagréable les premiers jours, mais cette répugnance n'est qu'éphémère et l'appareil digestif ne tarde pas à recouvrer sa tonicité.

La quinoïdine Duriez semble réunir tous les avantages ; d'abord, elle coûte relativement bon marché ; ensuite, elle est facile à employer ; enfin ses propriétés fébrifuges et toniques lui assignent un rang élevé dans la thérapeutique des récidives des fièvres intermittentes.

Tandis que dans le traitement des accès son efficacité est

encore discutable, pour les rechutes, au contraire, son emploi devient d'une grande utilité. et je ne doute pas que l'avenir ne vienne confirmer les résultats obtenus dans les différents essais de ce produit.

Comment faudra-t-il l'employer ?

De même que le quinquina et tous ses dérivés, il faut dire que dans toutes les formes de fièvre paludéenne le fébrifuge doit être donné de préférence les jours d'apyrexie qui précèdent l'accès prévu et douze à vingt heures avant cet accès. Une fois le type étudié et reconnu, soit par son propre examen, soit à l'aide des commémoratifs, il sera toujours aisé de fixer le jour et l'heure. Comme je l'ai déjà dit antérieurement, je ne m'occuperai pas dans ces notes-ci du traitement des fièvres pernicieuses.

Enfin, en quelle quantité et pendant combien de temps convient-il de prendre la quinoïdine ?

Il est encore impossible de fixer la quantité exacte de quinoïdine qui doit être prescrite pour prévenir les rechutes. On comprend facilement que chaque malade offrant des conditions particulières de constitution, d'existence, de profession, le traitement sera subordonné à toutes ces conditions.

L'usage de la quinoïdine n'exclura pas les mesures d'hygiène conseillées dans les cas de fièvre rebelle et, suivant que ces mesures seront plus ou moins observées, on comprend très-bien que le tout devra être en coordination.

Malgré toutes ces difficultés on peut cependant dire en thèse générale que la dose devra être proportionnée à la durée antérieure de la maladie et au type des accès.

Dans les cas de fièvre quotidienne sporadique, 0 gr. 10 de quinoïdine par jour et pendant quinze jours seront suffisants.

Si la fièvre quotidienne date de plusieurs mois, et si elle est larvée et accompagnée d'affaiblissement très-notable, il faudra doubler la dose précédente, c'est-à-dire donner deux dragées de 0 gr. 10 pendant quinze jours.

Pour la fièvre tierce : 0 gr. 20 tous les deux jours pendant trois semaines.

Pour la fièvre quarte : 0 gr. 20 tous les trois jours (le jour qui précédera l'accès attendu) pendant un mois.

Ces doses sont suffisantes et ne peuvent jamais causer aucun inconvénient.

D'après les observations que j'ai faites, il serait important de défendre l'usage du cidre et de tenter d'abolir l'habitude qu'ont les habitants de certaines contrées marécageuses d'employer l'eau stagnante des fossés pour la fabrication de ce breuvage si commun dans tout l'ouest de la France. Il serait intéressant de savoir si le cidre fabriqué dans les endroits élevés, et par conséquent à l'abri des effluves maremmatiques, avec l'eau puisée dans ces contrées présenterait le même inconvénient. Dans le doute, je crois être très-prudent en proscrivant l'usage du cidre pendant toute la duré du traitement et pendant la convalescence, quelque pays qu'habite le malade.

Toutes les fois qu'un individu pourra s'éloigner pour quelques semaines du foyer d'infection, le médecin devra l'engager à changer de contrée ou au moins de domicile. Il est à remarquer, en effet, que dans le même village certaines maisons sont continuellement visitées par la fièvre, tandis que d'autres qui leur sont contiguës n'ont jamais eu aucun cas de fièvre à signaler. On conseillera aussi de ne point sortir la nuit entre le coucher et le lever du soleil, de fermer exactement tous les soirs les ouvertures pratiquées du côté du marais, de planter même, s'il est possible, un rideau d'arbres élevés entre ce marais et la maison d'habitation.

Dans les villes pourvues d'appareils hydrothérapiques les douches froides pourront venir en aide à la guérison ; elles devront être quotidiennes, ne pas dépasser trente ou quarante secondes, et n'être conseillées qu'à des sujets vigoureux ou au moins capables de les supporter.

Dans les campagnes, ces douches sont à peu près impossibles à mettre en pratique ; on les remplacera par l'application d'un drap mouillé, moyen énergique qui, bien exécuté, offre les mêmes avantages que la douche et n'est jamais suivi d'accidents.

La manière la plus simple de l'appliquer est la suivante :

Les personnes chargées du malade n'ont besoin pour cela que de deux draps de lit (un vieux et un neuf) et d'eau fraîche. Dès le matin et à jeun, un aide trempera le drap vieux dans l'eau froide, le tordra un peu pour empêcher l'eau de couler, puis en enveloppera le malade de la tête aux pieds; dès que le drap sera en contact avec la peau le malade en prendra un coin pour se frictionner énergiquement toute la partie antérieure du corps pendant qu'une autre personne exercera les mêmes frictions sur la partie postérieure. La durée de l'application variera de trente secondes à une minute sans dépasser ce dernier laps de temps. Aussitôt après, on enlèvera le drap mouillé et on enveloppera le malade du drap neuf qu'on aura eu soin de chauffer préalablement. Les mêmes frictions seront recommencées avec ce drap sec, et en peu d'instants le patient sera réchauffé et pourra se remettre au lit pendant une demi-heure ou une heure; afin de se réchauffer, il prendra du lait chaud ou tout autre breuvage, comme une tasse de bouillon, du chocolat ou du café. Trois ou quatre suffisent pour s'habituer à ce genre de douches.

Enfin, une bonne nourriture, du vin généreux, des vêtements chauds et propres contribueront à amener une guérison qui sera due à la fois au sulfate de quinine et à la quinoïdine.

Paris. — A. PARENT, imp. de la Faculté de Médecine, r. M.-le-Prince, 29-31.

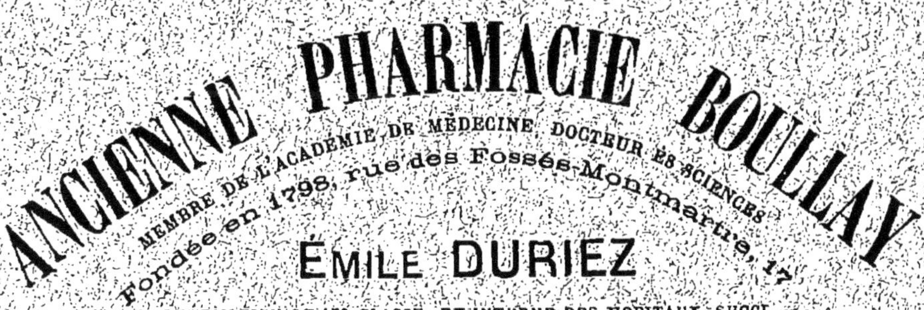

Paris, 20, place des Vosges

SPÉCIALITÉS DE LA MAISON

SIROP D'ETHER DE BOULLAY Formule établie par M. BOULLAY après de nombreux travaux sur l'éther, et adoptée depuis par le Codex.

ELIXIR ALIMENTAIRE DUCRO Faire partager à une liqueur agréable les qualités nutritives et reconstituantes de la viande crue, en traitant celle-ci par des véhicules appropriés, tel a été le but que s'est proposé M. DUCRO dans la préparation de son Elixir. — Plus aliment encore que médicament, cette préparation est indiquée dans *toutes les maladies et convalescences où il importe de réparer les pertes de l'économie.* Edulcorée avec du sirop d'écorce d'oranges amères, son goût rappelle celui du meilleur curaçao. Son degré alcoolique ne dépasse pas celui d'un vin généreux, mais est suffisant pour être une garantie de sa bonne conservation. L'alcool présente ici le double avantage d'apporter à la préparation les propriétés qui lui sont spéciales et de parer au danger des vers intestinaux qu'occasionne quelquefois l'usage de la viande crue hachée.

QUINOIDINE DURIEZ Dérivé du quinquina, empruntant un intérêt tout spécial à son bas prix comparé à celui des préparations de quinquina en général et à celui du sulfate de quinine en particulier.

« Deux fois j'ai eu l'occasion d'expérimenter votre Quinoïdine. Deux fois la fièvre a cédé. Ces résultats « sont encourageants, mais pour être concluants il faudrait qu'ils fussent confirmés par des expériences « faites dans les pays à fièvre. » Docteur GUBLER, professeur à la Faculté de médecine de Paris.

Suivant le conseil de M. Gubler, la QUINOÏDINE DURIEZ a été soumise à l'expérimentation dans les pays à fièvre.

Les premières observations furent recueillies par M. le Dr Burdel de (Vierzon), qui en fit l'objet d'une étude à l'Académie de médecine, séance du 21 mai 1878. Elles furent confirmées par celles des Docteurs dont les noms suivent : Dr Bonamy (de Toulouse), Dr Porcher (de Chabris), Dr Lemoine (de Granville), Dr Conan (de Paris), Dr Hamel (de Nogent-le-Rotrou), Dr Rigabert (de Port-d'Envaux), Dr Ansaloni (de Selles-sur-Cher), Dr Antonini de Montemaggiore (Corse), Dr Audic (du Faouet), Dr Gelineau (de Paris), Dr Cenas (de Meyzieux), Dr Martin (de Jargeau), Dr Mathé (de la Ferté-Saint-Aubin), Dr Maynier (de Champdeniers), Dr Sarda (de Capendu), Dr Buffet (d'Exmes), Dr Bechet (d'Avranches), Dr Laville (de Gaillac), Dr Alias (de Champigny), Dr Piyhon (de Montfaucon), Dr Cersoy (de Langres), Dr Catrenault (de Longué), Dr Gouin (de Montaigu), Dr Legras (de Marchenoir), Dr Menut (de Giuasservis), Dr Le Breton (de Pleyben, Dr Desvignes (de Montsurs), Dr Paquier (de Chérac), Dr Scelles de Montdésert (de Carentan), Dr Courtet (de Monceaux-le-Comte), Dr Galzain (de Concarneau), Dr Boyron (de Chatelus), Dr Delestrée (de Longjumeau), Dr Cespre (de St-Georges-sur-Loire), Dr Jacquard (Bar-sur-Seine), Dr Harmand (Darney), Dr Augé (Reuilly), Dr Dardenne (de Souillac, Ile Maurice) Dr Semeleder (de Mexico), Dr Fenelon (de Mexico), Dr Moncorvo (de Rio de Janeiro), etc., etc.

La QUINOÏDINE DURIEZ est livrée sous forme de dragées renfermant chacune dix centigr. de Quinoïdine. Flacons de cent et flacons de vingt dragées. — Ce mode d'administration évite toute saveur désagréable. Elle est livrée également sous forme de teinture alcoolique concentrée et titrée. Quelques gouttes de cette teinture additionnées soit à du vin, soit à du sirop..... permettent de présenter la QUINOÏDINE sous toutes les formes usitées en pharmacie. — Chaque gramme de cette teinture représente dix centig. de Quinoïdine. — Chaque goutte représente quatre milligrammes de Quinoïdine.

Paris. — Typ. A. PARENT, imp. de la Faculté de médecine, r. Monsieur-le-Prince, 29-31.

PARIS. — TYPOGRAPHIE DE A. PARENT
29-31, rue Monsieur-le-Prince, 29-31

www.ingramcontent.com/pod-product-compliance
Ingram Content Group UK Ltd.
Pitfield, Milton Keynes, MK11 3LW, UK
UKHW020501230726
13925UKWH00005B/2065

9 782013 683838